VOLUME 10

POURQUOI TU NE DEVRAIS PAS MANGEZ DE LA VIANDE

DES MALADIES SONT CRÉÉES

PREMIÈRE ÉDITION

Carlos L. Partidas

N° de dépôt légal MI2019000333
ENREGISTREMENT DE LA PROPRIÉTÉ INTELLECTUELLE SAPI : N° 8074
DU COMPENDIUM DE LA CHIMIE DES MALADIES
RÉPUBLIQUE BOLIVARIENNE DU VENEZUELA, 07/05/2010

DEDICATOIRE

À LA RACE HUMAINE

SOMMAIRE

RECONNAISSANCE

POUR TOUS LES ANIMAUX SANS EXCEPTION, PARCE QU'ILS
ONT ET SOUFFRENT DE L'INDOLENCE DE L'HOMME.

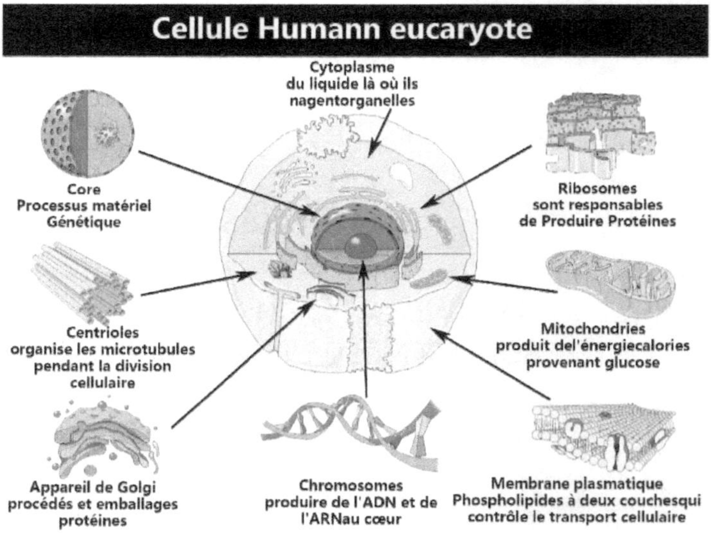

Cellule Humann eucaryote

Cytoplasme
du liquide là où ils
nagentorganelles

Core
Processus matériel
Génétique

Ribosomes
sont responsables
de Produire Protéines

Centrioles
organise les microtubules
pendant la division
cellulaire

Mitochondries
produit del'énergiecalories
provenant glucose

Appareil de Golgi
procédés et emballages
protéines

Chromosomes
produire de l'ADN et de
l'ARNau cœur

Membrane plasmatique
Phospholipides à deux couchesqui
contrôle le transport cellulaire

Figure 1

1

INTRODUCTION

Les maladies organiques n'existent pas vraiment, parce qu'elles sont créées par nous-mêmes, à partir du moment où nous commençons à manger la viande d'un autre animal comme nourriture. Mais il est nécessaire, ou pour comprendre comment les maladies sont causées, que tous les êtres vivants soient faits de cellules. Et une cellule est le plus petit être vivant qui existe, ou capable de vivre indépendamment. Et tous les êtres vivants sont formés par ces minuscules cellules. C'est comme si vous regardiez une poupée faite de sphères de polystyrène.

Les cellules qui composent les plantes sont différentes de celles qui composent les animaux. Mais les cellules qui forment les animaux sont toutes les mêmes, et elles ne diffèrent des cellules végétales que par leur forme structurelle différente. Mais nous ne pouvons pas voir certaines cellules à l'œil nu, parce qu'elles sont très petites, ou pour les observer, il nous faut un microscope. Dans la figure 1, nous pouvons voir comment une cellule animale est formée. Mais peut-être avons-nous tous vu une cellule quand nous faisons frire un œuf de poule. La partie jaune est le Noyau de la cellule, et la partie blanche est le Cytoplasme. Le cytoplasme est la partie où les organites nagent, tandis que dans le Nucleus l'ADN est produit, qui est celui qui maintient un code avec l'information génétique de chaque être vivant. Et c'est ce code qui nous différencie de chaque espèce animale. Même ce même code est ce qui nous rend différents, même au sein d'une même espèce. On l'appelle code génétique, et l'énorme variété ou diversité des êtres vivants, est due à la combinaison de seulement quatre bases qui composent l'ADN. Ces quatre bases sont : Adénine A, Thymine T, Guanine G et Cytosine C. Et ces quatre bases forment une énorme diversité de combinable. Prenez par exemple ce que vous avez lu jusqu'à présent sur cette page, et vous verrez que le texte est composé de mots écrits avec les 28 lettres de l'alphabet. Imaginez maintenant le nombre de mots qui peuvent être formés avec ces quatre lettres A-T et G-C. Disons qu'avec ces quatre lettres A, T, G et C, on peut former l'alphabet génétique de tous les animaux et plantes qui existent sur Terre.

Bien sûr, dans toutes les cellules, les bases A, T, G et C sont chimiquement égales. De telle sorte que lorsque nous mangeons de la viande, nous ingérons le même type de cellules à partir desquelles tous les êtres vivants se forment. Et c'est la raison pour laquelle différents types de maladies apparaissent, qui ne sont rien de plus que des situations ou des revers que nous créons pour nous-mêmes. C'est-à-dire que les maladies organiques n'existeraient pas, si nous pouvions comprendre, que nous ne pouvons pas nous nourrir avec un aliment qui contient notre propre type de cellules. C'est comme participer à un cannibalisme génétique.

Mais ce livre a été pensé, avec l'idée d'atteindre ces lecteurs, qui pour diverses raisons, nous comprenons qu'ils n'ont pas la connaissance du vocabulaire chimique, pour comprendre les livres de cette série, que nous apprécions parfaitement. Mais l'approche scientifique était, et est nécessaire, parce qu'en réalité, tous ces phénomènes sont de nature chimique. De plus, parce que les industries sur lesquelles reposent les maladies sont devenues très puissantes, et ces grandes entreprises de la santé se nourrissent de nos souffrances.

De telle sorte que dans ce livre, nous essaierons de ne pas recourir au terme chimique, mais au langage commun, afin de nous persuader de l'erreur que nous commettons au moment de nous nourrir avec les cellules et les protéines d'un autre être vivant, qui est génétiquement égal à nous. Et nous pouvons assurer que la protéine animale endommage aussi, parce que de ces substances, le même type d'acides aminés sont dérivés que nous avons besoin, de sorte que nos cellules peuvent construire nos bonnes protéines, ou qu'ils sont exclusifs pour les êtres humains. Mais tous ces acides aminés, sont plus abondants dans les protéines qui proviennent du règne végétal, et pas nécessairement du règne animal, car ce sont les plantes qui peuvent produire ces acides aminés. C'est donc une grave erreur de parler de protéines animales. Parce que les êtres humains devront nécessairement être plus conscients, que nous ne devons pas être des prédateurs d'autres races, parce que manger de la viande d'un autre Etre vivant, sachant que ce n'est pas nécessaire, est en fait un acte aberrant pour un être spirituellement évolué.

De telle manière que nous essaierons de décrire de manière superficielle, dans les chapitres suivants, comment les maladies organiques sont produites, motivées à la consommation de viande, de produits laitiers et de sucre de saccharose, sans avoir besoin de recourir à l'analyse scientifique, mais à l'intuition ou à la logique du fonctionnement admirable d'un corps physique. Mais si vous voulez approfondir le sujet, vous pouvez lire chaque livre de cette série. Et dans chacun d'eux, une approche spécifique ou particulière est faite du point de vue strictement chimique. Mais l'idée principale de ce livre est de vous initier à ces questions de santé, et en même temps de persuader, afin que vous, d'une manière plus consciente, d'éviter et d'aider les autres, de savoir comment il est possible que différentes maladies apparaissent.

Mais aussi, ce sera comme un moyen d'aider les animaux qui, par milliards, souffrent de l'ignominie de l'être humain ou qui, par ses actes, détruit la planète et la plus belle forme de vie qui puisse exister dans l'Univers. Notre objectif premier est donc d'atteindre avec connaissance l'individu commun qui mange la viande, mais pas exclusivement le scientifique, ou celui qui vend la viande, et nous espérons pouvoir aussi convaincre le médecin, qui est le plus proche de ceux qui souffrent de maladies.

Parce que s'il n'y avait pas de consommateurs de viande, celui qui la vend ne pourra pas vivre d'un commerce néfaste, où la mort d'un frère spirituel est impliquée, car nous faisons tous partie de la même énergie cosmique qui forme et continuera à former l'Univers. Et l'espèce humaine est celle qui est la plus obligée d'évoluer, afin de mériter une place spéciale au sommet du développement spirituel, qui sera acquise ou renforcée par cette connaissance. Et c'est vous qui, après avoir lu ce livre, divulguez la connaissance que la chair ingérée de tout animal, nous retarde inutilement dans le chemin de cette évolution.

2

LE CANCER

Bien sûr, nous savons déjà que notre corps est composé de ces minuscules sphères vivantes appelées cellules, et on estime que nous sommes composés de plus de 30 trillions de ces capsules microscopiques. Ces cellules sont composées d'un Noyau, dans lequel se forme l'ADN, dont la disposition ou le code détermine les caractéristiques physiques de chacun d'entre nous. Ces paires de bases sont Adénine-Thymine et Guanine-Cytosine. Mais en plus, nous savons déjà que toutes les cellules sont formées par les mêmes bases : qu'il s'agisse des bases d'une souris, d'un colibri, d'une oie, d'un chien, d'une baleine, d'un coq, d'un reptile, d'une vache ou d'un poulet, selon ce qui est le même. Parce que la seule chose qui change, c'est la position de ces bases dans chaque ADN. En d'autres termes, chaque forme de vie est déterminée par son code génétique.

Ou pour revenir à l'exemple de cette feuille écrite, nous pouvons changer la position des mots, mais la modification de cet ordre ne changera pas du tout le sens des mots, car seul le sens général de ce qui est écrit sera modifié. Et si vous essayez de faire votre propre arrangement en utilisant les mêmes mots que cette feuille de papier, vous vous rendrez compte que le nombre de combinables est très grand, et cela pourrait vous prendre toute une vie à essayer de construire différentes significations et formes de phrases, même si vous utilisez les mêmes mots. Ou imaginez combien de musique peut être arrangée, simplement en commandant les sept notes de la gamme musicale. Par exemple, voir la phrase : "en revenant à l'exemple de cette feuille écrite" nous pouvons la modifier de plusieurs façons : "à l'exemple de cette feuille écrite". "Revenons à l'exemple écrit de cette feuille". Ou "cette feuille exemple écrit à", etc. Nous pouvons donc voir que nous pouvons rendre des milliers de mots combinables si nous essayons de modifier l'ordre de tous les mots de ce livre. Ou tous les livres qui se trouvent dans presque toutes les bibliothèques du monde, sont écrits avec la combinaison de seulement 28 lettres.

Et c'est de cette même manière que des billions de milliards d'organismes vivants combinables se sont formés. Bien sûr, certaines de ces phrases que nous pouvons changer de position dans le texte n'auront pas de sens, et il peut aussi arriver que certaines formes de vie ne puissent être soutenues dans le système vivant, ou que leur existence n'ait aucune logique. Mais enfin, ce que nous voulons dire par cet exemple de combinaison de lettres, puis de mots et de signes de ponctuation, c'est que nous pouvons écrire des mots, des phrases, des phrases, des textes puis des livres de différentes manières, mais en plaçant les lettres et les mots dans un ordre différent.

Et c'est ce que fait la nature en "écrivant" avec seulement quatre bases, Adenine-Thymine et Guanine-Cytosine (A-T et G-C) tout le code génétique. Et une cinquième base appelée Uracil (U) ne participe pas à la formation des mots dans l'ADN à l'intérieur du Nucleus, mais laisse le Nucleus comme partie de l'ARN messager. On dit que c'est un messager, parce que cet ARN est celui qui porte l'information qui indique au Ribosome, quelle ou quel type de protéine est celle qui doit être produite à ce moment. Bien sûr, c'est la raison pour laquelle nous devons en quelque sorte obtenir les acides aminés d'autres protéines, afin qu'ils soient disponibles comme matériau de construction dans nos cellules. Mais ces acides aminés doivent être libres, de telle sorte qu'il n'est pas strictement nécessaire que ces acides aminés proviennent d'une protéine d'origine animale, car tous ces acides aminés peuvent très bien venir de protéines d'origine végétale.

Pour que l'ARN messager se déplace vers le Ribosome, pour entrelacer les différents acides aminés et former les chaînes protéiques, il est nécessaire de consommer de l'énergie. Et pour répondre à cette demande énergétique, nous devons consommer le sucre Glucose, que l'on retrouve dans les glucides. Et pour obtenir l'énergie de ce sucre avec l'oxygène, de ce processus les Mitochondries, qui sont les centrales thermiques des cellules, seront exclusivement chargées de ce processus.

Mais disons que c'est ainsi que se forment les cellules, et qu'elles sont sans doute les êtres les plus petits et les plus simples qui puissent exister dans tout l'Univers, car ces petites capsules sont ce qui nous donne l'opportunité de vivre tous les êtres dans un corps physique. L'organisation parfaite, la fonctionnalité, l'association, la coordination et la chimie, bref, à toutes ces merveilles que sont nos cellules, nous force à penser qu'une énergie supra-intelligente et spéciale est celle qui réalise cette logistique prodigieuse au sein d'une cellule. C'est pourquoi nous supposons que nous sommes nous-mêmes en tant qu'Almatrinos et Urdires, qui avons mis en ordre notre conception comme abri pour ce séjour merveilleux en tant qu'êtres vivants. Et peut-être que nous faisons partie d'un micro monde, qui est extrêmement parfait. Et peut-être que dans notre micro monde parfait, nous avons des terrains où nous pouvons jouer au football avec des neutrinos, des électrons, des neutrons et des protons, en bref, avec le noyau des atomes. Parce qu'en réalité nous sommes des esprits composés des plus petites particules qui existent, et auxquelles je leur ai donné le nom d'Almatrinos.

Mais les Almatrinos forment une autre forme d'énergie spirituelle, qui n'est pas exclusive à l'être humain, car une araignée, un poisson, un lézard, une baleine, un chat, un cheval, un chien, un ver ou un oiseau, ils sont tous formés par le même type d'énergie cosmique faite par Almatrinos. De telle sorte que tout le monde ait le même droit d'exister. Pour tous, ou pour eux comme pour nous, d'une manière semblable à l'écriture d'un texte, l'énergie cosmique ou celle qui émanait à un moment donné de l'Univers, ne transcrivait chacun de nous que d'une manière différente dans cette infinité de combinatoires possibles.

Bien sûr, nous disons que nous sommes les directeurs, puisque par exemple, la cinquième base Uracil, étonnamment, n'intervient pas dans la formation de l'ADN, parce que la participation de l'Uracil dans l'ADN, permettrait d'accélérer la réplication des cellules. Et cette combinaison de bases, telle qu'elle est, est ce qui marque le rythme de la vie. Ainsi, comme l'ADN se réplique plus rapidement, nous vieillirions très bientôt, et cela ne nous donnerait pas assez de temps pour apprendre à vivre. D'autre part, Uracil participe à l'ARN messager, car ainsi la production de protéines dans les Ribosomes est accélérée. Parce qu'il faut qu'elles soient synthétisées plus rapidement ou avant la mort de nos cellules. De la même manière qu'une personne peut écrire ou transcrire très rapidement, mais nous devons lire à un rythme ou d'une manière plus lente afin de mettre les idées en ordre, ou lire et comprendre ce qui est signifié dans le texte.

De cette même métaphore ou façon d'écrire et de lire, lorsque nous mangeons la viande d'animaux différents, nous mangeons les mêmes lettres ou bases qui composent notre alphabet ADN, parce que l'ADN des animaux est exactement le même que notre ADN, ou disons qu'il contient les mêmes cinq lettres A-T, G-C et U. Et seul l'ordre dans lequel ces lettres sont placées change. C'est-à-dire les bases Adénine, Thymine, Guanine, Cytosine et Uracil. Bien sûr, Uracil doit aussi être dans l'ARN messager, car les mots à écrire sont plus longs. C'est-à-dire que les chaînes protéiques sont très longues.

Quand ils ont fait leur travail ou leur fonction, nos cellules meurent. Parce que la durée de vie dépend de leur activité ; ou disons, par exemple, qu'en raison de la demande, les cellules cardiaques vivent très peu. Bien sûr, ce matériau de la cellule mourante est à nouveau libre ; mais les cellules mortes ne sont pas éliminées entières par l'urine ou les fèces, car le matériau des cellules mortes est utilisé par les cellules vivantes pour former d'autres substances qui seront également utiles.

Et l'une des substances les plus importantes formées à partir des bases de guanine et d'adénine qui restent des cellules mortes est l'urate de sodium, qui sera le principal antioxydant de l'organisme. Un antioxydant dans l'organisme est nécessaire car il empêche l'oxydation d'autres substances. Par exemple, ils préviennent la mort prématurée des globules rouges et l'oxydation des lipides. Et dans ce cas, le principal antioxydant chez l'être humain est l'urate de sodium, qui est formé de cellules qui meurent ou qui ont déjà rempli leurs fonctions. Et c'est la façon la plus logique et la plus efficace d'obtenir notre principal antioxydant, l'urate de sodium.

Mais une question se poserait : pourquoi nos cellules meurent ? Bien sûr, une réponse philosophique à cette question serait, que nous ne pouvons pas vivre éternellement imprégnés dans un corps, parce que dans l'Univers il y a beaucoup de choses à faire dans une perspective énergétique. Nous n'évoluerions pas énergiquement à partir de ce que nous pouvons être et faire seulement en tant que corps. Parce que lorsque nous formons un corps et que nous réalisons un progrès spirituel, nous voulons nous détacher du corps pour avancer vers le plus naturel, ce qui est vraiment évolutif. C'est-à-dire, prendre conscience dans le monde spirituel comme énergie et non comme matière. Parce que l'esprit est éternel puisqu'il est fait d'énergie ; et contrairement au corps, il périt parce qu'il est fait de matière. Et au fur et à mesure que nous évoluerons, nous arriverons à la conclusion infaillible que la seule chose éternelle est l'énergie mais pas la matière. D'abord l'énergie s'est levée et puis quand l'énergie a été condensée, la matière s'est formée qui sera sans faille transformée à nouveau en énergie.

L'être humain peut se débarrasser de l'excès d'urate de sodium au moyen de l'urine, car lorsque le sang passe par les reins, le sang devient acide, et l'excès d'urate de sodium sera transformé par ce changement d'acidité en acide urique. Et c'est ainsi que nous, les humains, pouvons éliminer l'excès d'urate de sodium des cellules qui meurent, grâce au fait que l'urine est plus acide que le sang. Parce que si le sang humain était acide, l'urate de sodium nous transformerait en acide urique, et l'urate de sodium ne servirait donc pas d'antioxydant. Mais nous savons déjà que si nous mangeons des cellules mortes d'un autre animal, les bases Adénine et Guanine ne seront pas éliminées intactes ou de la même manière qu'elles ont été ingérées, mais deviendront également des urates de sodium. Mais cet urate de sodium est celui qui provient des bases ingérées de la chair animale, et cet urate de sodium sera évidemment en excès, et il y aura une augmentation de l'acide urique, au cas où notre sang devient acide.

Et l'excès d'acide urique aura plusieurs conséquences et influences néfastes sur notre système cellulaire original : D'abord. Le milieu acide provoque l'altération de notre base de Guanine dans notre ADN, et elle sera transformée en une forme appelée énolique, et de cette façon elle ne pourra plus être couplée avec la Cytosine mais avec l'Uracil. Et c'est une mutation de l'ADN qui donne naissance au cancer. Nous avons dit que l'Uracil est seulement dans l'ARN messager, afin d'accélérer la production de protéines. Et la présence d'Uracil dans l'ADN explique pourquoi les cellules cancéreuses se reproduisent de façon accélérée. Bien sûr, l'être humain n'a pas été conçu pour consommer les bases d'autres animaux, car ce n'est pas nécessaire. D'autre part, les animaux carnivores ont plus de sang acide que le sang humain, c'est pourquoi ils peuvent consommer de la viande d'autres animaux comme nourriture.

Mais disons, ou peut-être déjà comme une conviction, que les Almatrinos des animaux, c'est-à-dire les responsables de cette conception, ont pris soin de placer des animaux carnivores, une enzyme qui amène leurs déchets au-delà de l'acide urique. Parce que cette enzyme transforme l'acide urique des carnivores en allantoïne, et si le sang des carnivores est acide, l'allantoïne ne redeviendra pas acide urique.

Mais malheureusement pour les humains carnivores, nos concepteurs ne nous ont pas donné l'enzyme urate oxydase. Parce que nos concepteurs ont conclu qu'une telle enzyme n'était pas nécessaire, parce qu'ils nous ont conçus comme végans. Nous concluons donc que les êtres humains n'ont pas d'enzymes qui dégradent les bases adénine et guanine de leurs cellules mortes au-delà de l'acide urique. Et quand nous mangeons de la viande, les cellules de cette matière sont mortes, mais nos cellules vivantes les transforment également en urate de sodium, que nous éliminons par l'urine sous forme d'acide urique. Mais avec le temps, ou la consommation répétée de viande, notre sang deviendra acide. De cette façon, l'urate de sodium se transforme avec le temps en acide urique nocif.

Mais l'autre gros problème arrive, quand le Noyau de notre cellule devient acide. En raison de cette forte acidité dans le Noyau de la cellule, la configuration électronique de la Guanine est modifiée, ce qui permet d'obtenir que la Guanine modifiée, au lieu d'être avec la Cytosine, soit couplée avec l'Uracil. Et la forte acidité fait aussi disparaître la cytosine du noyau cellulaire. Parce que si le Noyau cellulaire est acide, notre Cytosine se transformera en Thymine, qui est le compagnon d'Adenine.

Ainsi, si la cytosine disparaît du Noyau de la cellule, notre alphabet au lieu de cinq lettres ne contiendra que quatre lettres. Et la transcription est plus rapide qu'avec cinq lettres. Et nos mots ne seront formés qu'à partir de la forme : Adenine-Thymine et Guanine-Uracil. Parce que lorsque la cytosine disparaît du Noyau, la cellule n'aura d'autre choix que de former de l'ADN Guanine avec l'Uracil, et l'incorporation d'Uracil dans l'ADN accélère le rythme de la réplication cellulaire, comme on l'observe dans le cas du cancer.

3

DIABÈTES

Il y a des substances qui, une fois formées, sont accommodées de telle manière qu'elles changent totalement les propriétés physiques des autres. Mais un cas spectaculaire sont les ponts dits bisulfure de bisulfure. Et ces ponts se forment entre deux atomes de soufre. Par exemple, la ténacité et la rigidité des cheveux résultent, parce que les filaments capillaires, sont formés par une protéine appelée kératine. Et à son tour, la kératine contient ces ponts de soufre. Mais profitons de l'occasion pour préciser que ces filaments qui forment les cheveux sont appelés capillaires, car ce sont des tubes très fins où respirent les cellules souches ou d'où naissent les cheveux. Ainsi, lorsque vous soumettez ces filaments à une grande chaleur à l'aide d'un sèche-cheveux ou d'un fer à repasser chaud, vous faites fondre ces capillaires. Et les cellules souches du cheveu seront modifiées ou dénaturées, et le cheveu naîtra altéré. Parce que la chaleur intense modifie le cytoplasme des cellules ciliées.

Ces ponts de bisulfure forment également les ongles, les plumes, les becs et les sabots des oiseaux. Et il n'y a pas de système oxydant qui puisse les dégrader. Même les animaux qui mangent des oiseaux jettent les restes de plumes entières. Les cheveux des momies trouvées peuvent avoir 5000 ans. Ou encore, les chats, lorsqu'ils se lèchent, ne peuvent pas dégrader ou digérer leurs poils. Ils doivent donc manger des herbes pour pouvoir expulser ces filaments. Mais ils mangent des herbes et les expulsent entières, parce qu'ils sont carnivores, et n'ont pas d'enzymes qui dégradent la cellulose qui forme l'herbe. Les humains ne peuvent pas digérer le bois des herbes non plus. Et seuls les ruminants et les termites qui dévorent les meubles et les toits en bois des maisons, ou les arbres qui sèchent, peuvent le faire.

Mais enfin, ce que nous entendons par ponts bisulfure, c'est qu'ils forment des composés très stables. Et par hasard, l'insuline est formée par ces ponts bisulfure. Mais un autre exemple est celui d'une personne qui a les cheveux très bouclés, parce que ses cheveux contiennent plus de ponts bisulfure que ceux qui ont les cheveux raides. Et si la personne qui a les cheveux bouclés veut les redresser, c'est-à-dire les redresser, il faudra appliquer une substance antioxydante. Et puis quand les cheveux sont raides, une substance oxydante, telle que le peroxyde d'hydrogène, sera appliquée pour durcir les cheveux à nouveau après qu'ils aient été raidis.

Cela signifie qu'une substance antioxydante sera capable de briser les liaisons disulfure des protéines, tandis que les substances oxydantes n'affecteront pas ces liaisons. C'est pourquoi les chiens ou les chats ne peuvent pas manger les poils ou les sabots des autres animaux. Cependant, les substances antioxydantes briseront ces liaisons disulfure. Et dans le cas de l'insuline, puisqu'il s'agit d'une hormone formée par deux protéines reliées par des ponts bisulfure, lorsque nous ingérons des protéines d'origine animale, ces substances apportent un excès de l'acide aminé Méthionine qui, en perdant son groupe méthyle, deviendra un autre acide aminé aux propriétés antioxydantes, comme l'Homocystéine. De telle manière que l'Homocystéine avec excès, ne permettra pas que les liaisons disulfure de l'hormone Insuline se forment dans le pancréas, et c'est pour cette raison que le diabète apparaît. En d'autres termes, il n'y a plus de substance qui convertit le glucose en glycogène, ce qui augmente le taux de glucose dans le sang.

Lorsque nous mangeons de la viande, en plus des cellules, nous ingérons également des protéines d'origine animale qui causent des dommages. La question est de savoir pourquoi les protéines animales contiennent autant de méthionine. Et la réponse est très simple : par exemple, nous savons déjà que lorsque l'ARN messager quitte le Noyau de la cellule, il porte les instructions qui indiquent au Ribosome quel type de protéine va être construit. C'est-à-dire que l'ARN messager porte un code de synthèse de chaque protéine pour que le Ribosome puisse la construire. Mais à l'intérieur des cellules, il existe d'autres classes d'ARN, qui portent chacune un acide aminé qui ne peut être identifié que par le code de l'ARN messager. Parce que les ribosomes ont besoin de connaître l'ordre, où ou quel acide aminé insérer en premier, afin de commencer et finir la synthèse d'une protéine, et dont l'ordre est implicite dans l'ARN messager. Et cet acide aminé du début est précisément la Méthionine, parce que ce code est celui qui indique au Ribosome, "commencez ici" et c'est pourquoi ce code est aussi connu comme code d'initiation. Ainsi, le Ribosome commence la synthèse de la protéine avec la Méthionine, puis continue à insérer successivement les acides aminés suivants, selon l'ordre apporté par l'ARN messager, et ajoute l'acide aminé porté par chacun des ARN de transfert.

La vitesse d'insertion dans la chaîne protéique qui se forme, c'est-à-dire la vitesse à laquelle les liens sont insérés, est d'environ deux acides aminés par seconde. Et cette célérité est déterminée par la base Uracil dans l'ARN messager. De telle sorte que sans l'Uracil, la vitesse d'insertion des acides aminés pour former des protéines dans les cellules serait trop lente. Puis vient un code qui dit au Ribosome, " voici rien ". Et ce code est aussi appelé code d'achèvement, parce que c'est celui qui met fin à la synthèse de cette protéine. Ensuite, l'appareil de Golgi sera chargé de vérifier s'il n'y a pas d'erreur dans la synthèse de cette protéine. Pendant que les lysosomes nettoieront la capsule cellulaire ou enlèveront tout résidu restant.

Bien sûr, ce processus de synthèse des protéines qui a lieu à l'intérieur des cellules nous force à penser que la Méthionine devient l'acide aminé le plus abondant dans toutes les protéines d'origine animale. De telle sorte que lors de l'ingestion de la viande, nous allons également consommer une grande quantité de protéines, qui apporte avec l'excès de l'acide aminé Méthionine. Mais s'il y a de l'acidité dans la cellule, la Méthionine perdra son groupe méthyle et deviendra l'Homocystéine. Ensuite, l'homocystéine est un antioxydant qui commence à usurper le rôle des enzymes antioxydantes respiratoires de la cellule, et parmi ces conséquences est que les liaisons bisulfure de l'insuline ne se forment pas, et donc le diabète va se produire.

Mais l'autre facteur important est que le groupe méthyle de méthionine convertira la cytosine de base en thymine dans un processus appelé hyperméthylation. Et en n'obtenant pas la Cytosine pour le couplage avec la Guanine pour former l'ADN, la cellule utilisera la Guanine modifiée, et liera la Guanine avec l'Uracil. Et donc, en consommant des protéines animales, il nous rend également vulnérables au cancer. En fait, la méthionine se trouve en abondance dans le lait de vache comparativement au lait maternel.

LA CONSOMMATION DE SACCHAROSE

L'autre substance qui influence directement le diabète est le saccharose, ou sucre à cuire. Ce sucre est le glucide le plus consommé directement et indirectement dans l'alimentation. Directement comme l'édulcorant le plus utilisé pour sucrer les boissons telles que le thé, le chocolat et le café, et les nectars de fruits, ou pire, la théière des bébés, et le consommer indirectement en mangeant des biscuits, gâteaux, bonbons, etc.

Mais revenons à l'époque où nous étions un spermatozoïde, pour comprendre pourquoi, lorsque nous consommons du saccharose, cela nous fait mal. Il y a des milliers de sucres, comme le lactose, le glucose, le ribose, le galactose, le fructose, etc. mais dans ce cas, nous allons parler spécifiquement du sucre de saccharose. Nous avons dit que lorsque nous étions spermatozoïdes, nous étions enveloppés dans un manteau alcalin qui ne nous permettait pas de bouger librement. Et l'objectif de ce manteau immobilisateur est de minimiser l'usure énergétique. Mais au moment de l'ovulation, notre mère receveuse a sécrété un milieu acide dans son vagin. De telle sorte que grâce à cette forte acidité, notre manteau alcalin s'est dissous, ce qui nous a permis de nous libérer pour aller plus vite et atteindre l'ovule, et ainsi pouvoir nous former, et enfin naître. Le sucre que nous consommions comme spermatozoïdes était le fructose, parce que nous n'avions pas de moyens sanguins d'utiliser le glucose comme source d'énergie. C'est pour cette raison que la substance ou le sperme des testicules est sucré. Comme le fructose, notre alimentation sous forme de sperme présente de nombreux avantages, car c'est notre source d'énergie. Et lorsque nous atteignons finalement l'ovule, nous obtenons de l'énergie à partir du fructose, c'est-à-dire de la dégradation de la molécule de fructose. Le glucose est dérivé de ce processus du fructose, qui nous a servi pour notre énergie, mais en plus de la fructolyse du fructose est dérivé du galactose et des acides gras. Le galactose est nécessaire à la formation des tissus nerveux ou cérébraux, tandis que les acides gras nous permettent d'obtenir des hormones qui nous permettront d'activer d'autres substances, telles que différentes enzymes. Et c'est ainsi qu'il a commencé à activer, ou à éveiller notre véritable chimie qui nous conformait en tant que corps.

Lorsque nous avons commencé à grandir en tant qu'embryons, nous avons perdu la queue ou les axones du sperme. Il est apparu ou a commencé à former une petite glande, que plus tard nous identifierions comme le foie, et cette petite glande assumera le rôle que les Mitochondries avaient dans les queues du sperme, et sera désormais responsable de transformer le fructose en acides gras et Galactose. Alors que les Mitochondries continueront à remplir leur rôle de centrales thermiques. Mais à ce moment-là, il y a eu aussi un grand changement dans le processus de production d'énergie, parce qu'une fois que les premiers vaisseaux sanguins, ou vaisseaux ténus, apparaissent, et qu'une petite pompe appelée cœur, nos Mitochondries vont produire de l'énergie à partir du Glucose et de l'oxygène que l'on obtient de ce que notre mère mange et respire.

Et ce changement pour produire de l'énergie, outre spectaculaire est nécessaire, parce que la chaleur produite par la réaction du glucose avec l'oxygène, est plus efficace que la génération d'énergie thermique de Fructolyse de fructose. Mais aussi à mesure que nous grandissons, la distance entre les cellules musculaires et le cœur devient de plus en plus grande. De telle sorte que les cellules musculaires ont choisi de porter en elles leurs propres mitochondries. C'est-à-dire, leurs sources générant de l'énergie calorique. Alors que le foie et le cœur d'être très grand, et d'être en mesure de remplir d'autres fonctions est resté dans la cage thoracique.

Quelle est donc la raison pour laquelle nous ne devrions pas ingérer de saccharose ou de sucre à cuire ? Il se trouve que le saccharose est un sucre composé de deux molécules : une molécule de fructose et une molécule de glucose. Et lorsque nous consommons du saccharose, ce sucre se divise en deux molécules, le fructose et le glucose. L'insuline ne peut contrôler que le niveau de glucose, qui se transforme en glycogène, mais l'insuline ne peut pas contrôler le fructose. Bien que nous sachions déjà que le fructose sera traité par le foie pour obtenir des acides gras et former du tissu adipeux. Alors que le glucose de saccharose, sera ajouté au glucose qui est généré par la décomposition des amidons consommés avec les aliments, dont le processus de dégradation commence dans la bouche, par l'action d'une enzyme appelée ptyaline ou amylase. Et toute cette quantité de Glucose, c'est-à-dire celle qui provient de l'aliment et celle qui provient du saccharose, sera traitée par les Mitochondries pour générer de la chaleur. Évidemment, il est plus facile d'obtenir du glucose de la décomposition du saccharose que de la digestion de l'amidon qui accompagne les aliments.

Mais l'autre problème, c'est qu'à mesure que nous grandissons, les cellules musculaires deviennent plus nombreuses. De plus, ces cellules musculaires sont celles qui consomment le plus d'énergie, car ce sont elles qui sont dédiées au mouvement. Et l'autre situation est que les cellules qui forment les globules rouges, c'est-à-dire les cellules qui sont chargées de transporter l'oxygène et le glucose vers les cellules musculaires, n'ont ni Nucleus ni Mitochondrie. De telle sorte que ces cellules érythrocytaires ne peuvent pas se reproduire, et parce qu'elles n'ont pas de mitochondries, l'énergie est obtenue par une autre voie, c'est-à-dire que les globules rouges obtiennent de l'énergie calorique par glycolyse du Glucose.

Mais ce processus de glycolyse du glucose dans d'autres cellules est également important et nécessaire, car s'il n'y a pas d'oxygène pour une raison quelconque, pour générer de l'énergie sous forme de chaleur, le muscle Mitochondria recours à cette alternative. Par exemple, lorsque nous avons peur, ou lorsque nous marchons seuls dans une forêt, nous respirons à peine, car nous devons être plus attentifs au moindre bruit, au cas où nous devrions nous enfuir pour entreprendre la fuite. De telle sorte que la glycolyse, est aussi un mécanisme de défense.

Mais il arrive aussi que lorsque les mitochondries utilisent ce procédé de glycolyse pour obtenir de l'énergie à partir du glucose seul, de l'acide lactique est produit. Et cet acide, provoquera une augmentation de l'acidité à l'intérieur de la cellule, et donc une distorsion de l'équilibre qui doit prévaloir à l'intérieur de la capsule cellulaire. Principalement dans les cellules musculaires ou celles en charge du mouvement. De telle sorte que lorsque nous consommons du saccharose, nous aurons un excès de glucose, ce qui causera que les cellules des globules rouges et musculaires sont submergées, car l'acide lactique est généré avec excès. Et lorsque la partie interne des cellules devient acide puis le sang, le transport de l'oxygène par l'hémoglobine sera difficile et le diabète, la maladie d'Alzheimer et le cancer peuvent apparaître.

Et quand nous naissons, nous n'avons toujours pas assez d'amylase dans la bouche parce que nous ne sécrétons pas de salive. Nous ne pouvons donc toujours pas transformer le glucose en source d'énergie. Mais en prévoyant cela, la nature a placé à notre mère dans le lait le sucre Lactose, afin d'obtenir de ce sucre le Glucose et le Galactose. Mais en plus, la Nature a placé dans l'intestin grêle l'enzyme lactase, qui est nécessaire pour pouvoir digérer le lactose du lait. Puis ils nous ont donné un avant-goût de notre première théière, qui a peut-être été sucrée au saccharose. C'est ainsi qu'ils nous ont rendus dépendants de ce sucre et qu'ils nous ont permis de devenir des candidats au diabète. Et lors de l'ingestion de notre première théière, on suppose déjà qu'elle contient du sucre, et qu'une grande partie provient des glucides contenus dans la farine de la préparation ; et comme édulcorant, notre première théière contient du Saccharose. Et notre intestin grêle l'a compris, et a déduit qu'il n'était plus nécessaire de sécréter d'autres enzymes lactase, parce que nous pouvions obtenir du glucose à partir des glucides, il n'était donc pas nécessaire de continuer à boire le lait de notre mère, et le sevrage a eu lieu.

Mais les humains continueront à boire du lait de vache, même si nous n'avons plus l'enzyme lactase dans notre intestin grêle. Et la graisse animale contenue dans le lait de vache n'est utile au veau que dans la mesure où il est également un bébé avec sa propre enzyme dans l'intestin. De telle sorte que ce lait de vache consommé nous affectera en tant qu'humains lorsque nous deviendrons adultes. Et en n'ayant pas de lactase, nous

ingérerons des graisses qui modifieront notre tension artérielle.

4

ATTACKS AU COEUR

Les crises cardiaques sont l'autre conséquence de la consommation répétée de viande, comme source de cholestérol et de
graisse d'origine animale. Mais les crises cardiaques ne sont
pas nécessairement le résultat d'une conséquence chimique,
mais plutôt d'origine physique, car ce qui est modifié, c'est la
capacité volumétrique des canaux sanguins. Cela vient du fait
que lorsque nous mangeons de la viande, avec la pulpe de
l'animal gobé, cela vient s'ajouter aux cellules et protéines
déjà mentionnées, le cholestérol de l'animal, car cette substance est utile uniquement ou exclusivement à cet animal.

Il existe de nombreuses formes de cholestérol, car la molécule
de ce stéroïde contient huit centres asymétriques. De telle
sorte que nous pouvons avoir 28 (ou 256) formes possibles de
cholestérol, qui sont toutes différentes, et une seule de ces
formes correspond à la forme du cholestérol humain. Il n'y a
donc pas vraiment de bon et de mauvais cholestérol, car un
foie ne peut pas produire deux types de cholestérol différents
en même temps. Seulement que le foie d'un poulet produit
du cholestérol pour le poulet ; ou le foie d'une vache produit
du cholestérol qui est seulement utile aux vaches. Et le foie de
l'homme produit du cholestérol pour l'homme, et il en sera
ainsi pour chaque race d'une manière très spécifique.

Mais sans avoir besoin d'être chimiste ou spécialiste en la matière, pensons seulement qu'à partir du cholestérol se forment des acides biliaires qui sont différents pour le système digestif de l'homme et celui des autres animaux. Un autre exemple est que les hormones sexuelles sont formées à partir du cholestérol, et il est clair que ces hormones sont utiles pour pouvoir procréer des êtres de la même espèce ou caste. De telle sorte que le cholestérol des vaches, des taureaux, des porcs, des cerfs, des poissons, des lapins ou des poulets, ne nous servira pas à procréer des enfants. Seul le cholestérol des poulets sera utile aux poulets, ou le cholestérol des vaches et les taureaux aux vaches. De telle sorte que le cholestérol ingéré à partir de ces sources ne fera que s'accumuler, et puisqu'il est structurellement similaire au cholestérol humain, il s'accumulera et formera une plaque autour de nos canaux sanguins.

La conséquence est que cette plaque s'est formée autour des canaux par lesquels le sang s'écoule, ce qui entraîne une diminution de la section transversale ou de la capacité volumétrique du canal, limitant ainsi la libre circulation du sang. Et il y a l'hypertension artérielle, qui augmente la tension sur le muscle cardiaque ; ou les conduits plus minces, tels que ceux dans les yeux, ne peuvent pas résister à l'hypertension induite.

L'autre effet de cette plaque, ou plaque de cholestérol étrange, est que la face interne des veines, des artères et des vaisseaux sanguins, ou même la partie interne des ventricules, est recouverte d'une membrane appelée tunique intime, qui, étant lisse, ne permet pas aux globules rouges de se bloquer, ou les fait circuler librement sans friction. Mais lorsque cette couche interne ou tunique intime est cachée sous l'étrange plaque de cholestérol, les globules rouges se bloquent et des varices, par exemple, se forment. Dans cette couche de la tunique intime sont également insérés des capteurs qui, au moyen de neurotransmetteurs, indiquent au cœur, à quel moment cet organe doit palpiter à un rythme inférieur ou supérieur. Soit d'envoyer ou de restreindre la quantité de sang qui doit circuler dans les canaux sanguins. Les veines, les artères et les vaisseaux sanguins réagissent également à ces signaux, ce qui permet à ces canaux d'augmenter ou de diminuer leur volume, afin de réguler automatiquement la tension artérielle.

Mais si cette étrange plaque de cholestérol se forme, les canaux sanguins deviennent rigides, et de cette façon, ils perdent la flexibilité et la sensibilité pour augmenter ou diminuer leur capacité volumétrique. Cette étrange plaque de cholestérol ne permet donc pas aux canaux de réguler automatiquement la tension artérielle.

Dans les jambes, cette plaque obstrue le passage du sang ; et le sang coagule en formant la couleur bigarrée des varices. Ce sang accumulé dans les veines des jambes est situé entre deux valves appelées clapets anti-retour. Parce que ces valves ne permettent pas au sang de couler vers l'arrière, au moment où le cœur suce pour se remplir, puis se contracte pour expulser le sang. De telle sorte que ce système de clapets anti-retour ne permet pas au sang de revenir par la même veine, mais que le flux sanguin est forcé de se frayer un chemin dans le corps. Mais si l'une de ces valves est bloquée par l'accumulation de globules rouges morts, ou par le sang accumulé parce qu'il est resté coincé dans la plaque de cholestérol, il peut arriver que la tension artérielle augmente, car devant le blocage, il y a des cellules auxquelles l'oxygène ne parvient pas efficacement. Et la haute pression, provoque la rupture de la valve, afin d'ouvrir la voie à l'écoulement du sang. Ou il peut arriver que la section entre les deux valves de la veine éclate, parce que la valve qui était coincée avant la valve ne permet pas au fluide de revenir. Sinon, la valve coincée risque de se briser. Et si la valve bloquée se brise, un thrombus se forme, afin de former un maillage pour prévenir la perte de sang. Et ce caillot formé ressemble à un piston qui se déplace à l'intérieur d'un cylindre, donc l'effet est aussi connu comme une embolie.

Le petit caillot qui s'est formé peut maintenant circuler librement dans la circulation sanguine où il peut se déplacer, et nous ne savons pas où il ira, mais il est plus susceptible de rester coincé quelque part. Il peut rester coincé dans un poumon et causer une embolie pulmonaire. Ou il pourrait se coincer dans un rein et causer des lésions rénales. Il peut rester coincé dans le réseau coronarien et provoquer une crise cardiaque. Ou le petit caillot peut traverser la veine carotide interne et s'enfermer dans un mince vaisseau sanguin de l'hémisphère gauche du cerveau, provoquant un AVC. La gravité de l'AVC dépendra de la taille du caillot et du type de vaisseau sanguin dans lequel le caillot s'est coincé. Parce que ce caillot peut simplement obstruer le passage du sang avec de l'oxygène, et produira un accident ischémique cérébral, comme les neurones devant le caillot obstrué ne recevra pas d'oxygène.

Le manque d'oxygène dans ces neurones enverra des signaux au cœur pour accélérer le pouls, afin d'envoyer le sang avec l'oxygène. Mais cette augmentation des pulsations, ce qui permettra d'obtenir une augmentation supplémentaire de la tension artérielle. Vous pouvez donc faire éclater le vaisseau obstrué et provoquer une fuite de sang dans le cerveau, ce qu'on appelle un AVC hémorragique, et cela peut être fatal.

L'accident ischémique cérébral, dû au caillot qui s'est coincé dans l'hémisphère gauche du cerveau, entraîne une incapacité de la partie motrice du côté droit du corps. Et si elle n'est pas perceptible, elle peut induire une tumeur au cerveau plus tard, ou au fil des ans. Ou la folie, qui est l'une des principales causes de handicap mental chez l'être humain. Si l'AVC est hémorragique, il peut être fatal s'il n'est pas traité d'urgence, ou avant que d'autres tissus cérébraux ne meurent.

La graisse contenue dans le bœuf et le lait de vache rend également le sang plus visqueux en raison de la charge plus élevée en triglycérides. Et la consommation élevée de viande, provoque l'acidose, parce que si le chyme dans le duodénum n'est pas neutralisé par les sels biliaires, il peut passer l'acide chymique de l'estomac à l'intestin grêle, ce qui empêche la fonction de l'enzyme pancréatique lipase, qui est responsable de transformer les triglycérides en acides gras. Parce que si l'enzyme lipase pancréatique est inhibée, les graisses passeront sous forme de triglycérides dans le sang.

Ces triglycérides augmentent la viscosité du sang, et la tension artérielle augmente, car pour pomper ce sang plus visqueux, le muscle cardiaque doit faire un plus grand effort, et le sang plus visqueux n'arrivera pas avec la même efficacité aux parties du corps moins accessibles. Par exemple, au cerveau en raison de la barrière sanguine. Et les neurones vont peu à peu commencer à mourir d'un manque de sang oxygénant, que nous associons immédiatement à la maladie d'Alzheimer.

5

MALADIE D'ALZHEIMER

Le rôle fondamental de l'hémoglobine dans le sang est d'apporter de l'oxygène aux cellules, mais en même temps, d'éliminer le dioxyde de carbone des cellules, participant ainsi à l'une des réactions chimiques les plus étonnantes connues. Parce qu'avec seulement un changement dans le degré d'acidité, l'hémoglobine fait ce travail, ou celui de servir de transport, qui est essentiel pour tout être vivant qui utilise le sang pour transporter à la fois l'oxygène et le dioxyde de carbone.

Lorsque vous inspirez, l'air entre dans les poumons et les alvéoles se gonflent et se remplissent d'air comme de petits ballons. Et étant donné la géométrie sphérique des alvéoles, les globules rouges ont également une forme géométrique spéciale, afin de profiter ou de capturer par une plus grande surface de contact entre les alvéoles, et ainsi les globules rouges ont la forme d'une coquille. Ou semblable au kipah ou petit chapeau porté par les évêques et les juifs sur la tête. Lorsqu'ils sont fixés au-dessus de l'alvéole, les globules rouges captent l'oxygène et la circulation sanguine les pousse vers le reste du corps, pour finalement atteindre la paroi ou la membrane cellulaire. Dans la paroi cellulaire, il existe une autre substance similaire à l'hémoglobine. Mais comme il s'agit d'une molécule plus petite, elle peut entrer dans la cellule. Et cette molécule est la myoglobine. Dans la partie interne de la cellule, la myoglobine se lie aux molécules de dioxyde de carbone, qui est un gaspillage de la respiration cellulaire, ou ce qui reste de la réaction du glucose avec l'oxygène, après que la chaleur nécessaire a été produite à l'intérieur de la cellule. La myoglobine se lie à une acidité plus faible avec l'acide carbonique et quitte l'intérieur de la cellule chargée de ce gaz résiduaire. Mais une fois à l'extérieur de la cellule, le dioxyde de carbone est rapidement transformé en acide carbonique par l'enzyme anhydrase carbonique. Maintenant avec cette acidité plus élevée à l'extérieur de la cellule, la myoglobine libère le dioxyde de carbone parce qu'il devient de l'acide carbonique. Par conséquent, lorsqu'elle est libre et avec une acidité plus élevée, la myoglobine est couplée à l'oxygène. Et de nouveau à l'intérieur de la cellule, l'acidité est faible, et la myoglobine libère l'oxygène, qui est libre pour les mitochondries, tandis que la myoglobine se joint à nouveau avec une autre molécule de dioxyde de carbone.

Pendant ce temps, dans la partie externe des cellules, c'est le contraire qui se produit, car l'hémoglobine préfère se lier à une molécule d'acide carbonique plutôt qu'à une molécule d'oxygène, ce qui fait que l'hémoglobine libère l'oxygène et se lie à une molécule d'acide carbonique. Ensuite, la myoglobine capte l'oxygène qui a laissé l'hémoglobine libre, et ainsi le cycle le plus étonnant d'échange moléculaire est accompli, sans lequel la vie n'existerait pas.

Et de retour aux poumons, l'hémoglobine trouve que l'acidité du sang est plus faible, donc encore une fois dans l'alvéole, l'hémoglobine libère de l'acide carbonique et se lie à nouveau avec quatre atomes d'oxygène pour compléter le cycle de la respiration. L'acide carbonique libéré par l'hémoglobine traverse la membrane des alvéoles et se décompose en dioxyde de carbone et en vapeur d'eau, que nous jetons par le nez.

C'est ainsi que se déroule notre cycle respiratoire. Et ce que nous avons décrit, nous le devons aux interprétations de l'éminent chimiste autrichien Max Ferdinand Perutz, qui a mis 22 ans de recherches pour illustrer ce phénomène de coopération ou d'échange, en plus de clarifier la structure chimique des molécules Hémoglobine et Myoglobine.

Bien sûr, il faut en déduire que si le sang est acide sous l'effet de l'acidose provoquée par la consommation de cellules et de protéines d'origine animale, et que le manque d'oxygénation amène les Mitochondries à obtenir de l'énergie calorique par glycolyse du Glucose, mais pas par combustion du Glucose avec oxygène, tout cela entraîne une acidose sous forme de glycolyse. Parce que cela va générer de l'acide lactique, à la fois dans les globules rouges et dans les cellules musculaires qui sont le plus grand nombre de cellules dans le corps. Et bien sûr, nous en déduisons que l'hémoglobine préfère être attachée à l'acide carbonique plutôt qu'à l'oxygène, lorsque le sang est acide. Et de cette façon, ou dans ces conditions, l'hémoglobine ne transportera pas d'oxygène.

A l'intérieur de la cellule, la forte acidité générée par l'acide lactique, fait que la myoglobine retient avec plus de force l'oxygène. Ainsi, en plus de ne pas laisser l'oxygène libre pour les mitochondries, la myoglobine ne sera pas en mesure d'éliminer le dioxyde de carbone de l'intérieur des cellules pour l'échanger avec l'oxygène dans l'hémoglobine. Et si cela se produit, l'hémoglobine restera attachée à l'acide carbonique, et de cette façon elle ne sera pas capable de transporter l'oxygène vers nous. Alors que s'ils n'ont pas d'oxygène, les Mitochondries produiront de l'énergie à partir de la glycolyse du glucose, ce qui générera plus d'acide lactique dans les cellules.

Mais pensons que c'est pour cette raison qu'un grand déséquilibre va commencer, et que nous l'avons causé nous-mêmes avec notre alimentation.

Et tout ce désordre sera généré. Mais considérez aussi que la graisse animale va augmenter la viscosité du sang, et de cette façon vous n'auriez pas d'oxygène vers des parties moins accessibles, comme les neurones. Et comme ce n'est pas si appréciable, ou comme ce n'est pas semblable au cas plus notable de l'embolie, les neurones vont bien sûr commencer à mourir petit à petit. Et elle commencera à souffrir avec l'âge, avec la perte de mémoire ou la maladie d'Alzheimer, la maladie de Parkinson, la maladie de Huntington, la dépression, l'excitation du corps par manque d'oxygène, et toutes ces conditions liées au système neurologique.

Mais aussi, analysons un instant qu'une personne en phase terminale du cancer, le sang est aussi acide qu'une limonade, et bien sûr cette personne ne s'oxygène pas correctement. Et comme nous l'avons vu, les cellules cancéreuses proviennent d'un état acide dans le sang, et ce manque d'oxygénation est favorable aux cellules mutantes, mais en même temps défavorable aux cellules saines. Mais sans aucun doute, c'est une condition que nous nous sommes provoqués nous-mêmes, ou quelque chose causée par notre mauvais style alimentaire. Nous concluons donc que les maladies organiques comme le cancer, le diabète, les crises cardiaques, la maladie d'Alzheimer et l'arthrite n'existent pas vraiment, parce que ce sont des conditions de santé défavorables, que nous avons causées nous-mêmes.

Bien sûr, cet état d'acidité plus élevée dans le sang nous fait perdre notre principal antioxydant, l'urate de sodium, qui deviendra l'acide urique. L'acide urique, comme nous l'avons vu dans le chapitre sur le cancer, est insoluble dans le milieu acide, car c'est la façon dont le corps élimine l'excès d'urate de sodium. C'est-à-dire, par l'urine, lorsque l'urate de sodium devient de l'acide urique. Bien sûr, si notre sang est acide, notre principal antioxydant, l'urate de sodium deviendra de l'acide urique, et de cette façon, l'acide urique s'accumulera dans le sang.

Ajoutons à cet acide urique propre, l'acide urique qui provient des bases Adénine et Guanine de l'ADN des cellules d'origine animale, et que nous faisons cela depuis au moins 40 ans ou plus. Bien sûr, le moment viendra où la concentration d'acide urique dans le sang sera si élevée que l'acide urique commencera à émietter le calcium dans les parties plus molles ou plus cartilagineuses, comme le cartilage des mains et des pieds. Ou même le calcium dans les os commencera à se briser, endommageant la masse spongieuse du nerf dans les os, où l'hémoglobine est produite. Parce que comme nous l'avons dit, les cellules des globules rouges ne se reproduisent pas parce qu'elles n'ont ni Nuclei ni Mitochondrie. Parce que les globules rouges sont exclusivement dédiés au transport du dioxyde de carbone alternativement sous forme d'acide carbonique et d'oxygène. Et cette détérioration des os, ou l'affaiblissement de la masse spongieuse des os, est ce que nous associons à l'arthrite et à l'ostéoporose.

6

ARTHRITE ET OSTÉOPOROSE

Une grande partie de l'association entre la consommation d'alcool et l'affectation appelée goutte était liée à la teneur élevée en plomb de certaines liqueurs, ce qui a entraîné une augmentation du niveau d'acide urique dans la circulation sanguine. C'est là qu'est née l'expression "goutte saturnine". Parce que la consommation de viande accompagnée de vins, de bière et d'autres liqueurs, est ce qu'en Angleterre on appelait "la maladie des riches", pour se référer à la goutte comme une condition dérivée des fêtes ou banquets qui a été observée seulement dans ces groupes de personnes, ou avec ce mode de vie exclusif. La pathogenèse de la goutte est caractérisée par la précipitation de cristaux d'urate de calcium dans la peau, ou comme un salpêtre qui reste après la transpiration qui imprègne les vêtements.

La décalcification du minéral de l'os sous forme de scories, intensifie les douleurs musculaires dues aux perforations, et forme le tartre dans les dents. Mais d'une manière particulière, les parties plus molles des os sont corrodées, comme les cartilages, qui sont agglomérés par le collagène. Il en résulte une inflammation aiguë, y compris des dommages aux tissus spongieux entre les vertèbres, comme dans le cas d'une hernie discale. Et avec elle, aussi la myélite transverse, qui est un trouble neurologique causé par l'inflammation de la substance grise et blanche de la moelle épinière.

L'anévrisme et l'atteinte des valvules cardiaques, la cloison nasale et avec elle la sinusite, le cas rare de cancer du sternum, l'inflammation de la membrane qui recouvre les os ou le périoste, la destruction des cellules ostéoclastiques géantes, etc. ne sont que quelques exemples des dommages causés par une augmentation du niveau de l'acide urique dans le sang, qui était induite par une acidose.

Un taux élevé d'acide urique dans l'organisme cause l'hyperuricémie. De plus, l'hyperuricémie est stimulée par la consommation de boissons alcoolisées lors de l'ingestion de viande. Il a été démontré que la consommation de viande accompagnée de vin entraîne la production d'acétate. Dans le milieu acide de l'organisme, l'acétate sera converti en acide acétique, qui est une substance pro-uricosurique, car il réduit la concentration des sels d'urate. Et fondamentalement l'urate de sodium antioxydant, qui est converti en acide urique par l'acide acétique. Cela provoque une exacerbation de l'hyperuricémie. Même les personnes qui consomment peu de viande, mais qui consomment des liqueurs, peuvent avoir des niveaux élevés d'acide urique. Les protéines sont solubles dans l'alcool ; de telle sorte que l'alcool provoque la dissolution ou le détachement des cellules et des protéines, et donc elles seront traitées par l'organisme, comme si c'était la protéine d'origine animale ingérée avec les aliments. C'est pour cette raison que les personnes alcooliques ont une exfoliation dans la peau, qui est dénotée par le visage du visage rouge et squameux.

Les os sont recouverts par une classe de cellules appelées ostéoblastes, qui ont pour fonction d'éliminer mais en même temps de régénérer en continu le calcium qui s'est cristallisé. Sinon, soit nous ne grandirions pas, soit nous aurions une forme amorphe, soit peut-être la forme d'une roche ou d'un corail. Chez l'enfant, ces cellules ostéoblastiques sont en activité constante jusqu'à l'âge adulte, en raison de l'imperceptibilité de la croissance corporelle. Mais comme nous ne sommes pas des structures rigides en forme de statue, le squelette est constitué de morceaux d'os séparés, ou comme un laïc, ce qui nous permet de plier, plier, plier, plier, étirer, nous asseoir, plier, nous allonger, marcher, secouer, ouvrir et fermer nos mains comme une pince, etc.

Parmi les sites d'union de ces pièces, il y a des substances plus douces, qui agissent comme des articulations ou des rotules, et ces médulla sont à leur tour couvertes de fibrilles ou de fils de collagène, en plus du calcium. Dans d'autres, les fibres de collagène servent de colle pour sceller ou remplir, reliant deux ou plusieurs segments, comme dans le cas des coquilles qui fusionnent pour former la cavité du crâne et loger le cerveau. Ou comme dans la fonction structurelle qui forme la boîte pectorale du sternum, les oreilles et le chevalet des septums nasaux.

Dans les articulations et les articulations entre un os et un autre, il y a un matériau plus mou, qui sert en même temps d'adhésif entre les deux pièces, sont celles qui absorbent ou amortissent les chocs pendant le mouvement. C'était ce qu'on appelait le cartilage. Dans d'autres parties du corps, le cartilage forme des structures plus souples, comme les lambeaux de la valve mitrale dans le cœur. En plus des clapets anti-retour dans les artères et les veines, pour faire en sorte que le sang fasse un recyclage, empêchant le sang d'être renvoyé par le même chemin, comme expliqué. Ils forment également des structures telles que la trachée, l'épiglotte, les branches des tubules des poumons, les alvéoles, les artères, les veines, les canaux mammaires, l'urètre, etc.

Dans d'autres organismes, leurs squelettes ne sont formés que par le cartilage, comme dans le cas du requin. Et en prenant comme observation que le corps d'un requin ne se désintègre pas, car il doit avoir une substance qui le maintient intégré, il est devenu à la mode de consommer des capsules de cartilage de requin pour améliorer l'arthrite. Mais malheureusement, cela a également conduit à une chasse aveugle des requins, parce qu'ils ne les recherchent que pour leur enlever les nageoires. Imaginez combien de requins doivent être tués pour ramasser une tonne d'ailerons ? Bien que le cartilage de sternum de poulet cru fonctionne également dans le même but. Mais il faudrait aussi tuer beaucoup de poulets. Et si c'est la consommation de viande de poulet qui cause les dommages parce que c'est elle qui a créé l'arthrose, il s'avère que nous voulons maintenant améliorer l'arthrose en consommant du cartilage animal. Et si nous sommes soulagés, nous conclurons que le problème n'était pas la consommation de poulet, mais que nous n'avons pas consommé de cartilage de requin ou de sternum de poulet cru. Et cela se répète comme une absurdité, sans cesser de manger du poulet ; et si possible, tous les jours pendant 50 ans ou plus !

La vie est vraiment une association d'individus, où nous ne réalisons pas que l'un dépend de l'autre pour vivre. Par exemple, l'un des légumes les plus anciens de la Terre, dont les archives remontent à quelque 90 millions d'années, est l'herbe utilisée par le bétail pour se nourrir, mais aussi par les humains. Lorsque les humains sont arrivés il y a environ 200 000 ans, ils ont trouvé suffisamment d'herbe pour se nourrir, comme le maïs, et une quantité énorme de riz et de blé. Et tous ces légumes ou herbes sont un germe fiable de glucides. Mais cette source importante en tant que source alimentaire d'origine végétale s'est produite, parce que l'azote moléculaire est nécessaire pour cela. Et la seule réserve d'azote accessible serait la biosphère. Mais bien qu'elle représente 79% de l'air que nous respirons, cette énorme réserve ne peut pas être directement exploitée par les légumes et les animaux végétariens. Pour cela, l'azote est nécessaire pour pouvoir former l'énorme quantité de molécules dont les êtres vivants ont besoin : comme les acides aminés pour produire différentes protéines, les acides nucléiques, les vitamines etc... disons parmi les substances les plus importantes.

Et pour que l'azote moléculaire dans l'atmosphère soit assimilé, il devra être réduit de sa forme moléculaire N2 à sa forme atomique N. Et pour cela, les herbes doivent s'associer à certaines bactéries, car sans ces bactéries, la fixation biologique de l'azote atmosphérique ne pourrait avoir lieu. Ce sont des organismes vivants libres, mais ils sont capables de fixer l'azote de la rhizosphère, c'est-à-dire de la zone entourant le système racinaire de la plante, pour le convertir en différents composés azotés, et à partir desquels l'azote deviendra accessible, comme l'ammonium, qui sera disponible et absorbable par les plantes herbacées. Et avec lequel, à son tour, nourrir les êtres humains et les ruminants qui broutent de l'herbe.

Mais en plus de fixer l'azote atmosphérique dans les graminées, ces bactéries favorisent le développement du système racinaire de la plante avec laquelle elles vivent, et semblent aider à la production de régulateurs de croissance et d'hormones. De cette façon, une plus grande absorption des nutriments par la plante est favorisée. Et c'est pourquoi il y a des animaux végétariens, et ceux qui pour se nourrir avec la tige des herbes ont besoin de retourner à la bouche la morsure, ou ruminer, parce que les bactéries ont déjà fait le travail de dégrader la cellulose dans l'estomac du ruminant ; et avec la salive encore dans la bouche, le ruminant profite aussi de l'amidon afin d'extraire le Glucose. Ensuite, avec l'oxygène, de la chaleur est générée dans les mitochondries des cellules, pour construire tous les produits azotés, tels que les protéines qui sont nécessaires à toutes ces réactions génératrices de vie dans les cellules. Et avec chaque cellule, la vie de tous les êtres qui existent sur Terre est soutenue.

Alors que les humains ne peuvent consommer que le fruit de l'herbe. C'est-à-dire le grain, qui est riche en amidon, et nous l'appelons céréale, parce que nous n'avons pas de bactéries dans notre estomac qui dégradent la cellulose de la tige de l'herbe. Mais nous avons l'enzyme amylase dans la salive, afin de dégrader l'amidon dans le fruit des herbes.

Le rendement dû à cette association entre les bactéries et les graminées augmente de l'ordre de 5% à 30% par rapport à l'azote biodisponible dans les graminées. Dans le cas du maïs, on ne peut utiliser que l'endosperme, puis le riz et le blé, que l'on peut décortiquer pour les ingérer. Les ruminants utilisent également des graminées fourragères parce qu'ils ont un système digestif adapté à la digestion de la tige des graminées.

En 1998, un autre type d'association diazotrophique a été décrit dans lequel une bactérie appelée endophyte, qui se trouvait à l'intérieur de la racine, de la tige et des feuilles des graminées. Cette bactérie fixatrice d'azote a été découverte dans des isolats d'autres bactéries ou des diazotrophes dans des plantes fourragères au Pakistan. Et la "nouvelle" bactérie fixatrice s'appelait Azoarcus. Ces bactéries, à leur tour, à la suite du processus de l'herbe cellulosique, expulsent le méthane gazeux dans l'intestin du ruminant, de sorte que le ruminant expulse le méthane gazeux par l'anus.

Et en libérant du méthane par l'anus, les humains veulent blâmer les ruminants pour l'effet de serre causé par le changement climatique, mais à aucun moment ils ne le relient à l'abattage et au brûlage des forêts, dont le seul coupable est les humains. Les tiges fraîches et tendres des graminées sont plus riches en azote, et c'est pourquoi les éléphants d'Afrique détruisent une partie des plus grandes plantes, de sorte que lorsqu'il pleut, ils peuvent cultiver les herbes avec lesquelles ils vont se nourrir. La foudre fait aussi réagir l'azote inerte avec l'oxygène de l'atmosphère ; et quand les nitrates précipitent, ils vont faire repousser les herbes, car les graines sont très petites, donc elles étaient cachées dans le sol en attendant la pluie.

La viande est composée de mille substances organiques, telles que les sucres sous forme de glucose et de glycogène, les alcools, l'acide lactique, comme nous venons de le décrire, les aldéhydes, qui sont les principaux produits à l'origine de la formation de radicaux libres dans le stress oxydatif sous forme de peroxydes, et qui peuvent donc être détectés dans le souffle des gens. Outre les esters, furannes, pyridines, pyridines, pyrazines, pyrroles, les oxazines qui contiennent dans leur cycle des atomes d'oxygène et d'azote, ainsi que d'autres composés halogénés, tels que les dérivés chlorés, iodés, bromés et sulfurés, qui sont ceux qui dégagent l'odeur caractéristique pendant la cuisson de la viande et qui éveillent tentation et appétit, ou font l'eau de bouche. Mais pour les végétaliens, ces arômes sont dégoûtants. Ajoutez à cela les nitrosamines qui se forment lors de l'exposition directe à la flamme du morceau de viande carbonisé. Mais on sait que les nitrosamines ont un effet cancérigène.

Et le déjà nommé Cortisol, qui est une sorte de stéroïde qui a diverses fonctions dans le corps. Et parmi ses fonctions supplémentaires, bien qu'il ait déjà réussi à nous mettre en sécurité parce qu'il a abaissé le niveau d'insuline pour augmenter le niveau de glucose, après être resté dans le corps sous une forte concentration, ce stéroïde va affaiblir les fibres de collagène. Et il arrête également la fonction de la croissance osseuse, et le cortisol a une relation marquée avec l'insomnie. Une fatigue extrême entraînera la libération d'une plus grande quantité de cortisol, ce qui est lié au diabète émotionnel.

Et c'est penser qu'au moment du transfert par de longues distances restant debout si longtemps, ou de ne pas tomber sur leurs compagnons dans ces cages ou conteneurs hostiles, et puis pendant l'attente sans fin du massacre, les animaux à ce destin indolent arriveront à ce seuil d'angoisse maximale, et c'est supposer que pour ces moments tragiques, en eux le niveau du Cortisol va devenir maximum. Ainsi, en mangeant leur viande, une personne carnivore se nourrira du Cortisol de ce malaise.

Mais ce serait une bonne idée de clarifier ici le terme viande. Depuis à plusieurs personnes quand la question est posée, que s'ils mangent de la viande, ils répondent immédiatement que non, mais après une hésitation, ils ajoutent que très peu…, pour ensuite mentionner, que ce qu'ils consomment fréquemment n'est pas de la viande mais du poulet et du poisson. La viande de poulet contient plus d'acide urique que la viande de mammifère parce que les oiseaux n'urinent pas. Les oiseaux transportent donc leurs déchets à l'acide urique, qu'ils jettent comme une substance blanche avec les fèces. Tandis que les mammifères éliminent leur surplus sous forme d'urée dans l'urine. Les poissons n'ont pas besoin du système urinaire, parce qu'ils ingèrent de grandes quantités d'eau, donc ils jettent hypotoniquement leurs surplus sous forme de sels d'ammonium. Mais cela montre une grande confusion. Parce que le mot viande, fait référence à une classification qui s'applique à la matière qui provient de la pulpe des animaux terrestres. Et normalement des vertébrés, qu'il s'agisse de mammifères, d'oiseaux ou de reptiles ; car bien que la même définition ne puisse être appliquée, le matériel acquis d'animaux marins est plutôt classé comme poisson. Surtout les poissons normaux. Les crustacés, mollusques et autres crustacés de ce groupe sont identifiés comme coquillages.

Mais au-delà de leur taxonomie biologique correcte, la pulpe des animaux qui sont consommés comme nourriture, quelle qu'elle soit, est la viande dans le concept général de classification. Et qu'ils soient rouges ou blancs, c'est une autre histoire. Les rouges proviennent habituellement des mammifères, parce que leur respiration passe plus par la circulation sanguine ; et donc le sang est plus abondant parce qu'ils ont besoin d'une plus grande quantité de myoglobine pour stocker l'oxygène autour des cellules. Puisque chaque molécule d'hémoglobine transporte quatre atomes d'oxygène ; et quatre molécules de myoglobine seront nécessaires pour chaque molécule d'hémoglobine, parce que la myoglobine accepte seulement un atome d'oxygène. Et c'est pourquoi la myoglobine doit être plus abondante dans et autour des cellules, et apporte la plus haute intensité de couleur rouge au sang.

Quant à la pulpe de l'ovipare, qui est aussi évidemment de la viande, elle est blanche parce qu'avec cette façon de produire de l'énergie par la voie anaérobie ou sans oxygène, elle provoque la perte du colorant rouge de la myoglobine. Et parce qu'ils ont moins de sang, leur cœur est plus petit, parce que cela les rend plus habiles ou plus légers quand il s'agit de voler. Alors que chez les petits poissons, le cœur est pratiquement linéaire. Mais enfin, comme nous l'avons dit, qu'ils soient rouges, blancs ou roses, tous ces matériaux sont les mêmes, car quelle que soit la classe ou la race, ils proviennent tous d'un être vivant. Et pour cette raison, elles étaient toutes constituées de cellules ; et par extension, d'ADN et d'ARN divers et abondants, mais qui contiennent à leur tour les bases pourpres Adénine et Guanine.

En fait, le nom Guanine vient de Guano, un oiseau marin de la côte péruvienne, dont les excréments ont été collectés et exportés en Europe à l'époque coloniale. Parce que ces excréments ont une teneur élevée en azote sous forme d'acide urique, qui était utilisé comme engrais avant l'apparition de l'industrie pétrochimique moderne, dans laquelle l'ammoniac est produit et de cette urée.

Et c'est ainsi, ou en parallèle, que le problème des maladies est devenu une forme de souffrance créée, mais en même temps, une des activités économiques les plus rentables de l'humanité. Cela signifie qu'en réalité, aucune administration gouvernementale ne s'est consacrée à la mise en place d'une véritable santé préventive, qui devrait consister, dans un premier temps, à aider ou orienter la population vers la modération de ses habitudes alimentaires. Parce que la chose la plus prudente serait que l'État, en tant qu'administrateur de la politique ou du guide alimentaire, encourage par la raison et l'éducation, afin que les gens consomment une plus grande ration d'aliments d'origine végétale qu'animale. De plus, il est plus coûteux de nourrir les animaux avec les protéines végétales et, après l'abattage, de nourrir la population avec les protéines produites par l'animal. Sans aucun sens, certains gouvernements se vantent lorsqu'ils mesurent le taux de progrès en utilisant comme indicateur la quantité de protéines animales que la population consomme comme nourriture. Et le plus regrettable, c'est que dans bien des cas, le médecin ne connaît pas non plus l'origine de ces maladies et ne prescrit que ce qu'indiquent les grands laboratoires pharmaceutiques, dont les économies ne pourront survivre sans ces patients "prudents". Et le grand monopole des entreprises qui produisent de la viande transformée, des produits laitiers et des édulcorants a été créé, avec pour résultat que les êtres les plus capables dominent économiquement les consommateurs, c'est-à-dire ceux qui ont moins de ressources économiques, créant finalement un conflit politique entre ces classes sociales distinctes.

Et ceux qui élèvent des animaux à des fins lucratives pour approvisionner ces grandes industries, ou qui les achètent pour les tuer et gagner de l'argent avec leur mort, ou protégés dans cette chute d'un autre être vivant, sont tout aussi coupables que ceux qui consomment de la viande comme nourriture, dans cette chaîne d'événements néfastes pour nos animaux victimes de harcèlement. Parce que s'enrichir économiquement, ou s'abriter dans cette ignominie, n'a aucune valeur morale.

Mais ce qui est peut-être le plus grave, c'est que beaucoup de ceux qui professent la spiritualité, ou les soi-disant prêtres,

sont de féroces consommateurs de viande, ce qui les disqua-
lifie comme de tels "bergers" autoproclamés. Car aucun dieu,
quel que soit son nom, ne peut accepter la mort folle de son
fils comme une offrande, ou que par un tel acte allégorique, il
faut démontrer à ce dieu invisible une dévotion fervente. Et
plus on tue d'animaux en son nom, ou pour lui faire plaisir,
plus s'accumule cette foi ou cette loyauté absurde.

On dit que les Incas et les Aztèques faisaient des sacrifices, où
le sang des malheureux était offert au "dieu soleil tout-puis-
sant". Il y a même des indications sur les endroits utilisés à
cette fin, où le cœur d'un enfant sacrifié était offert avec les
mains tendues vers le ciel, battant encore. Mais le plus absurde dans ces allégories, c'est qu'une telle offrande était pour
que le Soleil n'arrête pas son mouvement, ou pour que la Lune
leur apporte la pluie. La tristesse et le complexe de culpabilité
ont été le prix de cette doctrine, qui aujourd'hui encore est
destinée à être pratiquée sans distinction, ou comme un rap-
pel d'une étape déjà surmontée par cette civilisation qui se dit
humaine. Mais le plus grand tourment est que dans certains
cas, ces religions sont protégées par l'État comme un cas absurde de "racines culturelles" et de tourisme.

Les animaux étaient donc sans défense contre la perversité
des êtres humains dans ce monde souterrain. Voyez le cas des
corridas de taureaux montrées comme un acte de moquerie,
où les spectateurs participent ivres de soif de mort pour un
innocent, qu'il ne cherche qu'à se défendre ou à échapper à
cet acte grossier. Mais tout cela doit disparaître comme un
acte ignominieux de l'espèce humaine, qui doit nécessairement prendre la place qui lui revient dans son chemin évolutif,
et en faire les êtres les plus responsables en tant qu'êtres for-

més par des esprits faits par Almatrinos. C'est-à-dire qu'il correspond à l'être humain, d'être le conducteur et le guide énergétique des êtres spirituels les moins avancés. "Mais cette parabole voulait dire "rassembler et aider les âmes perdues", mais cette sage parole était considérée comme l'idée d'élever de vraies brebis pour les tuer selon l'ordre ou le commandement divin.

C'est pourquoi les scientifiques ont été la majorité des végétaliens et des végétariens, qui comptent sur la connaissance pour comprendre l'origine et le cours de ce que nous appelons la vie. Et une fois que cette réalité arrive, parce que la connaissance est la seule chose qui libère réellement l'être humain, on peut concevoir que tous les êtres ont le même droit d'exister dans l'espace et dans le temps, parce que nous faisons tous partie comme Almatrinos du seul Univers, qui a à peine 13,8 milliards d'années. Et pendant ce temps, à peine 4 % de toute l'énergie sous forme de matière a été consolidée. Il nous reste donc encore trop de temps.

Mais en attendant, peut-être que les prédateurs peuvent se manger les uns les autres pour protéger l'équilibre, mais pas les humains, qui se sont surpassés en nombre, précisément parce qu'ils ont rompu cet équilibre, ou celui avec leur capacité, ont réussi à se protéger dans des espaces sûrs. Bien que dans ce temps qui nous manque, de nouvelles galaxies se formeront avec leurs nouvelles planètes. Mais une nouvelle race humaine doit émerger, qui vit heureuse avec ses frères et sœurs animaux, car pour se nourrir, on sait déjà qu'elle ne peut recourir qu'aux légumes. Ils sont plus abondants, plus faciles à conserver, à transformer et à reproduire.

Historiquement, on dit que c'est Pythagore (~580-500 av. J.-C.) qui a été le premier à considérer que la viande d'un animal ne devait pas être consommée comme nourriture. Parce que Pythagore défendait même les droits fondamentaux des animaux, et ce, grâce à sa croyance que les animaux et les humains ont des âmes, et donc, aussi bien que les humains, les âmes des animaux étaient aussi immortelles ; et que parce qu'ils étaient faits de feu et d'air, ils pouvaient parfois se réincarner sous forme humaine ou sous forme animale. On dit aussi que Pythagore était végétarien et qu'il achetait des animaux captifs sur les marchés afin de les libérer de ce malheur.

7

IL VAUT MIEUX VIVRE EN ÉQUILIBRE

Quand le prince Siddhartha Gautama pratiquait sa mystique, le moment est venu où sa ration de nourriture n'était qu'un grain de riz. Il était trop faible, jusqu'au jour où un Vedhas lui apparut en chantant, accompagné de sa cithare : "Si une corde est lâche, elle ne sonne pas... et si vous avez trop de tempes, elle éclate". Lord Siddhartha comprit ce message des Vedhas, et se dit qu'il était nécessaire de se tenir au milieu de la route et non sur les rives, parce qu'il n'est pas bon de marcher de chaque côté. Siddhartha Gautama a commencé à mener une vie normale ou végétalienne, puis est devenu le Bouddha, c'est-à-dire l'Illuminé, ou l'équivalent du titre du Christ.

La vie saine doit donc être un équilibre dans tous les sens du terme. Les cellules sont répliquées pour remplacer celles qui sont mortes sans notre consentement, mais lorsqu'il n'y a plus de cellules qui se dupliquent, l'ensemble qui nous conforment, quel qu'il soit, ne se dupliquera plus ; et la vie dans ce corps ne sera plus capable de se maintenir. Et seules les bonnes œuvres qui sont faites sur ce plan comme des esprits faits par Almatrinos, et le bon service que vous avez rendu à nos frères, seront éternels.

Ainsi, si une personne ne s'administre pas ou ne prend pas soin d'elle-même sous sa volonté, le temps viendra où elle ne sera plus en mesure d'exercer ses fonctions laborieuses. Ou elle se rendra compte qu'elle n'a pas pu vivre en équilibre pendant son court séjour ici. Tôt ou tard, il sera piégé ou piégé par une maladie, jusqu'à la mort. C'est à ce moment-là que l'autre grand dilemme se posera. Parce qu'il serait difficile de savoir si ce qui est mort était le corps et si l'énergie formée par Almatrinos a été libérée, ou si la mort a affecté l'ensemble qui composent la matière du corps et l'énergie des Almatrinos. Et il serait malheureux que tout disparaisse quand on déconnecte l'énergie qui alimente la vie, parce qu'on pense que tant de lutte pour apprendre à vivre si peu de temps, et la fin pour rien, la vie comme ça n'aurait pas beaucoup de sens non plus.

A moins qu'à la fin, tout cela ne soit consacré pour la réalisation d'autres buts plus élevés, que nous ne connaissons pas pour le moment. Mais la chose la plus sûre et la plus évidente est que nous continuerons à exister en tant qu'esprits almatriniques, mais sans nous désintégrer, ce qui serait la seule condition logique pour maintenir l'identité du même individu pour l'éternité, mais sans la nécessité de revenir prendre un corps à nouveau sur Terre.

Mais en attendant, nous devrons être plus prudents, afin que la vie saine puisse être maintenue sur un équilibre harmonieux, et que toutes ces progressions et émotions incluent aussi les animaux, parce qu'ils sont nos frères et sœurs génétiques et énergiques ; et qui, comme nous, possèdent la même énergie spirituelle. A la seule différence qu'ils ont eu l'audace de prendre un corps différent du nôtre, peut-être pour acquérir leurs propres expériences. Mais en fin de compte, ils font aussi partie de cet immense Univers, et ont donc le même droit de vivre libres, et méritent d'être respectés comme nos frères.

Et quant au corps physique, ou tant que nous y sommes imprégnés, en plus de tout cet ensemble d'actionneurs de nature chimique, nous aurons besoin d'autres qualités neurologiques, comme la capacité de mémoriser et d'apprendre, qui est fondamentale pour pouvoir développer les besoins psychologiques nécessaires pour pouvoir vivre, sentir et être conscient de l'existence, pour pouvoir comprendre et apprécier les autres choses.

Et avec cette grande opportunité qui nous est offerte en étant confinés dans un corps, nous avons besoin de cultiver énergiquement et d'enraciner les qualités uniques des sentiments, car ces conditions sont nécessaires pour élever le degré de sensibilité de l'esprit. Ou pour qu'une fois de retour dans le monde spirituel ou énergétique, nous puissions mériter une place plus élevée, ou en accord avec notre développement comme êtres évolués. Mais cette satisfaction sera plus grande lorsque nous réaliserons que ce dont nous nous nourrissons vraiment, c'est de la chair de nos propres frères almatriniens.

Ainsi, des millions de tonnes de céréales voyagent dans des milliers de camions transportés par l'énergie d'une ressource naturelle de la Terre. Et au lieu que ces semences soient destinées directement à l'alimentation de l'homme, ce qu'elles visent, c'est la production de nourriture pour les animaux les plus économiquement utilisables. Puis de vendre le produit de la viande à la population carnivore, qui ne connaît pas non plus l'origine du sacrifice cruel, et les dommages causés par la consommation de viande.

Mais ce qui est peut-être le plus regrettable, c'est qu'en général cette population a été formée par des gens qui ont quitté leurs champs, ce qui était leur première activité, pour venir se réfugier parmi la masse des gens, parce qu'ils croient qu'ils y trouveront la solution à leurs problèmes alimentaires qui a créé le même être humain. Tandis que d'autres profitent de ce malheur et se consacrent à la production d'aliments contrôlés à grande échelle pour tirer profit de ce besoin de nourriture. Et pour cela, ils détruisent de grandes étendues de forêt, afin de faire place à des plantations industrialisées. Et avec l'irrigation pour maintenir la productivité de leurs grandes entreprises agricoles, ils parviennent à assécher les rivières et les sources d'eau douce. Mais ils ne savent pas non plus que l'eau d'irrigation et les minéraux vont avec les feuilles, les tiges, les racines et les fruits au marché lointain, et c'est pourquoi les eaux indigènes sont séchées et ces champs sont stérilisés.

Et pour personne non plus, il ne fait aucun doute qu'une fois que les nouveaux membres de la famille seront nés dans ces banlieues, ils ne pourront pas se lancer dans la culture de façon artisanale, parce qu'ils ne pourront pas concurrencer les

grandes entreprises qui ont occupé toutes les terres produc-
tives, ou parce qu'ils sont déjà établis ; ou simplement parce
que ces grandes entreprises agricoles ont souvent placé leurs
propriétaires comme ministres et certains sont népotisme. Ils
sont donc subventionnés pour les protéger économiquement
des paysans, parce que la mécanisation fait baisser le coût des
produits ; et pour cette raison la plupart d'entre eux n'ont
d'autre choix que d'aller en masse au centre de consommation, qui est peut-être aussi contrôlé par le ministre du gou-
vernement, ou qui est le même par les mêmes sociétés qui
occupent leurs terres. Mais aussi parce que pour ceux qui sont
nés dans ces villes, la campagne n'est pas leur habitat naturel.

Pendant leur séjour en ville, les parents immigrants déjà âgés
ne pourront pas retourner cultiver la terre, car les années ont
sapé leur force. Et dans la même mesure, ceux qui en profitent
rongent ou creusent des trous partout sur la planète à la re-
cherche de nouvelles ressources pour satisfaire leur fortune,
et pour satisfaire la consommation de nouveaux citoyens, qui
représentent maintenant un marché potentiel. Et c'est ainsi
que la Terre est détruite et que nous devenons de véritables
habitants de l'île de Pâques. Parce qu'on dit que sur l'île de
Pâques, ses habitants ont tout détruit et ne pouvaient plus
subsister. C'est comme avoir à détruire la Terre, de la même
manière que les termites détruisent les maisons et les meubles
en bois.

Et cela peut arriver, parce que la récolte de soja va dans des
confinements animaux, et quand le soja est ingéré par l'animal, tout le soja n'en a pas besoin, et c'est pourquoi il l'a transformé en déchets, qu'il a éliminés sous forme d'urée dans
l'urine et le poulet comme acide urique. Un excès d'urée dans
l'urine et d'acide urique peut tuer les mauvaises herbes.

L'urine de l'animal stérilise donc le sol, et dans ces terres sté-
riles, les légumes ne poussent plus pour nous nourrir ; mais la
solution dissociée semble être d'élever de plus en plus d'animaux pour nous nourrir, au lieu de penser à sauver notre planète, par une véritable réforme sociale, et la fondation de milliers de villes véritablement écologiques.

Parce que, pour ne donner qu'un autre exemple, en utilisant
le même soja, on peut produire 25 000 kilogrammes de boeuf
sur 100 hectares de terre. Mais sur les mêmes 100 hectares,
250 000 kilogrammes de soja peuvent être récoltés. Et avec
ces derniers, 750 000 kilogrammes de fromage de soja avec
toute sa teneur en protéines pourraient être produits. En
d'autres termes, 30 fois plus de fromage de soja que de viande
serait produit. Mais aussi, si cette présure de soja n'était pas
utilisée pour l'exportation vers d'autres endroits mais pour la
consommation locale, alors les consommateurs devraient uri-
ner au même endroit l'excès de protéines qu'ils ne digèrent
pas. Et comme ça, l'eau n'irait pas avec le fromage de soja lo-
cal.

Mais si cette urine a été collectée d'une manière ou d'une
autre par un drainage écologique dans une ville écologique,
puis diluée avec de l'eau et cela ne stérilise pas le sol, bien sûr,
vous pouvez irriguer les mêmes cultures de soja pour produire
plus de soja, et ainsi maintenir un cycle à la fois des animaux
sauvages, des forêts et des humains. Mais en outre, les ressources les plus importantes pour la vie seraient préservées,
comme les bactéries qui fixent l'azote, l'eau et le sol fertile. Il
ne serait pas non plus logique, ou inutile, de quitter la campagne pour aller se réfugier dans ces villes, dont on ne peut
pas dire qu'elles soient écologiques.

Mais exprimons clairement l'espoir que le problème du changement climatique a réellement une solution, car tout ce que nous avons à faire, c'est d'agir à temps, ou avant que la planète ne soit complètement détruite. Parce que, tout comme ce qui s'est passé avec la façon de se nourrir, d'énormes ressources sont investies dans des guerres absurdes, mais des capitaux pourraient aussi être recherchés pour trouver une solution au problème de la faim humaine. Parce qu'il faut trop d'énergie pour déplacer une industrie militaire qui, tout le temps, la seule chose qu'elle fait, c'est de se préparer à se défendre contre un ennemi imaginaire, car elle est créée dans l'esprit de l'être humain inconscient.

Et puis les économistes font aussi des projections folles, parce qu'ils en déduisent qu'il faut cultiver de plus en plus de céréales comme le maïs pour fournir l'énergie de cette industrie militaire absurde, qui ne fait que suivre les conseils de ses économistes, et au lieu d'utiliser ces céréales pour nourrir la population, cette céréale est détournée pour produire du biofuel, sachant que les mêmes économistes disent aux responsables de la barbarie que le pétrole va s'épuiser, et ça fait peur aux barbares, car ils ont peur de perdre leurs capitaux absurdes. Et tant que nous ne serons pas tous conscients de la gravité du problème du changement climatique, au lieu d'inimitiés, ce que nous devrions faire, c'est nous embrasser les uns les autres en tant qu'Almatrinos afin de trouver ensemble la meilleure solution et de pouvoir enfin vivre en paix comme êtres humains. Parce que les terres, l'eau, les animaux, les plantes qui forment les forêts et les bactéries qui fixent l'azote et sans lesquelles les herbes ne pourraient pas pousser, avec les humains, nous formons et sommes en réalité membres de cette famille cosmique spectaculaire et unique.

À PROPOS DE L'AUTEUR

DIPLÔMÉ DE L'ÉCOLE DE CHIMIE, FACULTÉ DES SCIENCES DE L'UNIVERSIDAD CENTRAL DE VENEZUELA, AVEC UN DIPLÔME EN TECHNOLOGIE CHIMIQUE. DES ÉTUDES DE TROISIÈME CYCLE EN SCIENCES ET TECHNOLOGIES ALIMENTAIRES. TRAVAUX SPÉCIAUX SUR LA CHIMIE DES PRODUITS NATURELS ET LA CHIMIE DES MALADIES. COMMENT L'UNIVERS A ÉTÉ FORMÉ ET CONCEPTEUR DE PROCESSUS CHIMIQUES. DIEU EXISTE VRAIMENT ?

CARLOS PARTIDAS

www.ingramcontent.com/pod-product-compliance
Lightning Source LLC
Chambersburg PA
CBHW021254280526
45784CB00005B/2365